DE L'EMPLOI

DE

L'AILANTE GLANDULEUX

DANS

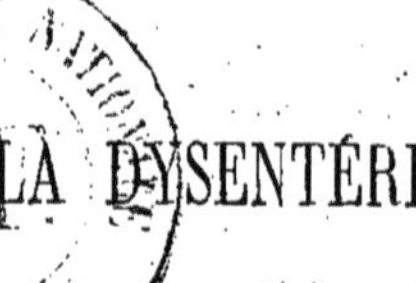

LA DYSENTÉRIE ET LES DIARRHÉES

DES PAYS CHAUDS

PAR

E. DUGAT-ESTUBLIER,
Docteur en médecine de la Faculté de Paris,
Ex-médecin de la marine,
Médecin de la légation de France en Chine,

PARIS
A. PARENT, IMPRIMEUR DE LA FACULTÉ DE MÉDECINE
29 ET 31, RUE MONSIEUR-LE-PRINCE, 29 ET 31

1877

DE L'EMPLOI

DE

L'AILANTE GLANDULEUX

DANS

LA DYSENTÉRIE ET LES DIARRHÉES

DES PAYS CHAUDS

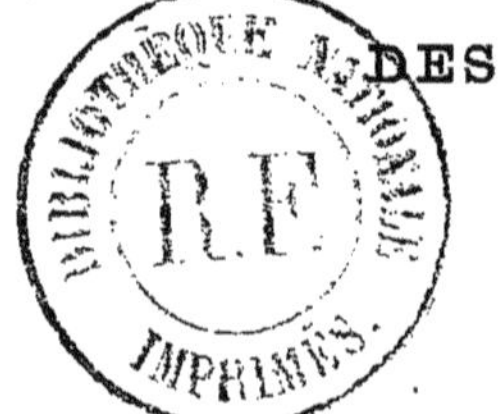

PAR

E. DUGAT-ESTUBLIER,
Docteur en médecine de la Faculté de Paris,
Ex-médecin de la marine,
Médecin de la légation de France en Chine.

PARIS
A. PARENT, IMPRIMEUR DE LA FACULTÉ DE MÉDECINE
29 ET 31, RUE MONSIEUR-LE-PRINCE, 29 ET 31

1877

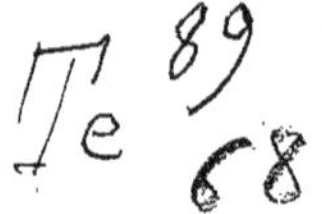

[illegible]

A LA MÉMOIRE DE MON PÈRE

J.-J. DUGAT-ESTUBLIER

Docteur en médecine.

A LA MÉMOIRE

DE MA MÈRE

A MES PARENTS

A MES AMIS

A MON PRÉSIDENT DE THÈSE

M. LE PROFESSEUR GUBLER

A M. LE PROFESSEUR BÉCLARD

Respectueux et reconnaissant hommage

DE L'EMPLOI

DE

L'AILANTE GLANDULEUX

DANS LA DYSENTÉRIE ET LES DIARRHÉES

DES PAYS CHAUDS

C'est à Pékin, au mois de novembre 1872, que M. l'abbé d'A..., de la mission des Lazaristes, me donna les indications sur l'emploi de la racine d'ailante dans la dysentérie.

J'avais à ce moment à traiter deux personnes de la Légation de France, atteintes de dysentérie, l'une subaiguë, contractée à Pékin, l'autre chronique, provenant de Saïgon. Ces deux observations sont consignées dans ce travail; nous en trouverons le détail plus loin. Mes deux malades furent rapidement guéris. Je m'empressai de mettre au courant de la question M. L. d'Ormay, alors médecin en chef à Saïgon, et lui fis plusieurs envois du médicament, l'ailante n'existant pas en Cochinchine. En même temps, je faisais pareille communication à divers collègues établis dans les ports de Chine, notamment à mon ami M. le Dr Cauvin, médecin de 1re classe de la marine, alors à Tche-fou, et à mon excellent collègue le Dr Galles de Shang-haï.

Enfin, pendant l'été de 73, M. de Geofroy, ministre de France en Chine, quittait Pékin pour se rendre aux bains de mer de Tche-fou où se trouvaient réunis les bâtiments de guerre de la station navale. Je le priai de vouloir bien transmettre à M. le Dr Robert, médecin de la division, une note sur le mode d'emploi et de préparation de l'ailante; c'est ce que fit M. de Geofroy dès son arrivée à Tche-fou.

Le médecin de la division prit copie de cette note et put faire presque immédiatement l'essai du remède à bord de *la Belliqueuse*.

Les résultats qu'il obtint firent l'objet d'un rapport qui a paru en février 1874 dans le n° 2 des *Archives de médecine navale*. Nous emprunterons à ce travail un certain nombre d'observations. M. le Dr Robert a omis d'indiquer de qui et par qui il tenait la connaissance du remède. Notre but n'étant pas d'établir ici une question de priorité, nous nous contenterons de signaler en passant cet oubli, tout en nous félicitant de trouver dans les observations de ce médecin une preuve de plus de l'efficacité de l'ailante dans la dysentérie et la diarrhée.

Nous empruntons aussi quelques observations à la thèse de M. le Dr Giraud, médecin de la marine (1).

Le 4 mars 1874, j'envoyais à l'Académie de médecine une première note sur le sujet qui m'occupe. Puis, au mois de mai de la même année, une deuxième note plus complète.

(1) Giraud. De l'ailante glanduleux. Thèse de 1874. Paris.

Le peu d'observations qui me sont personnelles ne m'ont pas permis de conclure en ce qui concerne le mode d'action thérapeutique de l'ailante.

Le temps et l'occasion m'ont manqué pour me livrer à de sérieuses investigations de ce côté pendant mon séjour à Paris ; toutefois, un essai infructueux fait par moi, l'an dernier, dans le service de M. le professeur Gubler, prouve que l'ailante n'est pas appelé à agir dans toutes les variétés de flux intestinaux.

Nous diviserons donc ce travail de la façon suivante :

1° Botanique et matière médicale, en insistant surtout sur certains détails qui pourront être utiles aux médecins européens, résidant en Chine et au Japon, ou naviguant dans ces parages. J'éviterai d'insister sur les renseignements qu'en France on trouvera mieux exposés dans les ouvrages spéciaux, et particulièrement dans 'article que M. le professeur Baillon a fait sur l'ailante dans le Dictionnaire encyclopédique des sciences médicales, et surtout dans l'Histoire des plantes, du même auteur, t. IV.

2° Analyse chimique, due à l'obligeance de M. Billequin, professeur de chimie au Collége impérial de Pékin, et ancien chef des travaux chimiques au Conservatoire des Arts-et-Métiers.

3° Un mot sur l'action physiologique.

4° Mode de préparation et d'emploi, doses.

5° Observations cliniques. Réflexions.

Nous réserverons pour un travail ultérieur l'étude plus approfondie de l'action physiologique et thérapeutique, nous contentant de relater en terminant les quelques faits observés jusqu'ici par les médecins qui se sont occupés de la question.

1° BOTANIQUE ET MATIÈRE MÉDICALE.

Bien que l'ailante soit très-connu, je crois devoir donner ici quelques détails sur cet arbre.

Je ne ferai que toucher le côté botanique proprement dit, pour m'appesantir sur des renseignements qui, particulièrement en Chine et au Japon, pourront servir aux médecins de la marine pour s'assurer de l'identité du remède, soit qu'ils cherchent à se le procurer à l'état frais ou dans les pharmacies, où j'ai trouvé moi-même l'écorce sèche.

Je place à côté du nom chinois parlé le caractère chinois qui désigne la chose, car c'est là le seul moyen sûr, en Chine, pour l'Européen peu versé dans la langue du pays, de se procurer l'objet dont il a besoin.

On trouvera aussi sur l'historique de l'ailante quelques indications qui éviteront au lecteur la peine de chercher dans les ouvrages spéciaux, et que chacun n'a pas toujours sous la main.

Je remercie ici le Dr Bretschneider, mon excellent collègue de la Légation de Russie, de l'efficace concours qu'il m'a prêté dans l'accomplissement de cette partie de mon travail. Sa connaissance approfondie des ouvrages chinois, traitant de la matière, lui a permis de me donner des informations que, sans lui, j'aurais difficilement pu avoir.

Ailanthus glandulosa. Desf. — Genre de plantes dycotylédonées rapporté par la plupart des auteurs à la famille des térébinthacées ou des zanthoxylées, mais qui a tous les caractères des simaroubées et ne doit pas en être séparé. (H. Bu. Dictionnaire encyclopédique des sciences médicales.)

C'est un grand, très-bel arbre, qui croît naturellement en Chine et au Japon, dans les Moluques (il est cité par Miquel dans sa : Flora Indiæ Batav.), au Malabar et dans plusieurs autres contrées des Indes. (Lindley : Treasury of botany 1866.)

Son tronc est droit; il s'élève à 40 ou 50 pieds de hauteur; sa cime est étalée en parasol. L'arbre a, par son feuillage, entièrement l'aspect d'un rhus (sumac); aussi, avant qu'il ait fructifié dans les jardins du Muséum d'histoire naturelle, l'avait-on pris pour le rhus vernix qui fournit le suc employé dans la composition des laques du Japon; de là l'appellation de vernis du Japon qui est restée son nom vulgaire.

L'arbre trace beaucoup par ses racines, ce qui le rend un peu incommode, mais favorise la multiplication des individus lorsque ceux que l'on possède ne donnent pas de graines.

Le plus souvent, en Europe, l'ailante ne porte que des fleurs mâles. Elles viennent en grappes, sont petites, très-nombreuses, et d'une couleur verdâtre. L'odeur en est désagréable. Les fruits ont une certaine ressemblance avec ceux du frêne. C'est probablement pour cela que les Missionnaires jésuites de Pékin l'ont décrit sous le nom de frêne puant. (Grosier : La Chine, II, p. 281 et 245.)

C'est Desfontaines qui, le premier, en 1786, a déterminé et décrit cet arbre sous le nom d'*ailantus glandulosa;* aylanto est son nom indigène aux Moluques. Le vieux savant Rumps ou Rumphius, qui vivait à Amboine au XVIIe siècle, l'appelait : Arbor cœli (traduction du mot aylanto). Son nom allemand est Gœtterbaum (arbre des dieux).

L'ailante est aujourd'hui acclimaté dans toutes les parties tempérées de l'Europe. On l'y a recherché à cause de la beauté de son port et sa rapidité de croissance et de multiplication. Son feuillage est l'aliment du ver-à-soie de l'ailante (bombyx cynthia).

C'est le P. jésuite d'Incarville qui, le premier, en 1756, envoya à Londres des graines d'ailante.

Nous le voyons introduit en France en 1786. Il est un des arbres les plus communs à Pékin; il croît partout et loge ses racines entre les briques des murs de la ville; certains pans en sont couverts.

On le trouve encore à Calgan, ville située à 1° N. de Pékin. Au delà, je n'en ai pas trouvé un seul sujet.

Son nom vulgaire, en chinois, est tcheou-tchoun, 臭椿 (tchoun puant) (1). Le caractère 椿 tchoun désigne l'arbre que nos botanistes appellent *cedrela sinensis*, dont les feuilles ressemblent, au premier aspect, à celles de l'ailante. On les distingue facilement par le manque des glandules à la base des folioles et par les feuilles ailées sans impaire. Le nom vulgaire du *cedrela sinensis* est 香椿, hiang-tchoun ou siang-tchoun, autrement dit Tchoun odorant. C'est le frène odorant des anciens missionnaires; il est aussi commun à Pékin. Les indi-

(1) Ces caractères serviront au Japon comme en Chine.

gènes en mangent les jeunes feuilles qui ont un goût piquant et assez agréable.

Il importe de tenir compte de ce qui précède car si l'on consulte la note de M. le Dr Robert, on y trouve que l'ailante porte, dans le nord de la Chine, le nom de tchan-tchoun et est appelé à Shang-haï sianh-tchoun. Il y a là une erreur d'information évidente et je crois devoir la signaler pour que les intéressés ne s'y trompent pas. L'Européen qui dans le sud de la Chine demanderait du hiang-tchoun, voulant de l'ailante, s'exposerait certainement à obtenir autre chose que ce qu'il désire. En Chine plus que partout ailleurs il faut chercher et questionner longtemps avant d'arriver à la plus petite information exacte.

Le nom chinois de l'ailante est hoa. C'est par ce nom que le désignent la pharmacopée et les médecins chinois. Il est probable que l'arbre est indigène en Chine. Le dictionnaire Rh'ya, écrit 1.000 ans avant J.-C. et d'autres livres aussi anciens en font mention. Un savant chinois Ko-po, qui a commenté ce dictionnaire au IVe siècle de notre ère le range parmi les sumacs, erreur dont il est question plus haut comme ayant été commise par nos botanistes avant d'en avoir vu les fruits (comparez : E. Bretschneider : on the study and value of chinese botanical worsks 1871, p. 12).

On lit dans Moquin-Tandon (Eléments de botanique médicale art : écorces peu employées) : *Ecorce d'ailante* proposé dans ce dernier temps contre le tœnia (Hétet) administrée en poudre.

Le tronc laisse suinter à certaines époques une matière

résineuse dont nous n'avons pas fait usage. Les ouvrages chinois n'en font pas mention.

Le célèbre herbier chinois Pen-tsao-kan-mou, publié vers la fin du 16e siècle, décrit l'ailante dans le 35e chapitre. Il y est aussi question de ses vertus thérapeutiques. Il prétend que les feuilles comme les racines sont un peu résineuses.

On se sert en Chine, ainsi que l'a fait M. Hétet, des feuilles et des racines comme anthelmintiques. Je ne saurais dire si l'emploi dans ce sens donne de bons résultats. Enfin sont traitées par l'ailante certaines maladies des poumons, les flueurs blanches et la dysentérie. C'est bien de cet arbre que MM. L. Soubeyran et Dabry de Thiersant parlent dans leur ouvrage (tcheou-tchoun); ils omettent toutefois de dire que les Chinois en font usage dans la dysentérie. Il entre cependant dans la composition de nombreuses thériaques usitées en Chine contre cette affection. La façon dont je l'administre n'est pas portée dans les livres.

2° Analyse chimique.

Cette racine possède une couleur jaune grisâtre, une odeur un peu âcre et désagréable ; elle est douée d'une amertume très-forte ; traitée par l'eau elle communique à ce véhicule une acidité facile à constater par les papiers réactifs.

Nous nous sommes livré sur cette racine à des recherches ayant pour but de constater 1° quel pouvait en être le principe thérapeutique utile, 2° quel en serait le mode d'extraction le plus simple.

Dans ce but, nous avons traité diverses quantités de racine tant à l'état frais qu'à l'état sec, par les divers dissolvants, et nous avons constaté les réactions suivantes :

L'éther ne dissout qu'une faible quantité de substance formée pour la plus grande partie de matière grasse et résineuse accompagnée d'une très-petite quantité de matière jaune, acide, également soluble dans l'eau et qui nous paraît être le principe actif de la racine.

L'alcool enlève à la racine d'ailante une notable quantité d'un principe acide fort amer, se désséchant sous forme d'une matière vernissée d'un brun verdâtre très-hygroscopique. La coloration verdâtre très-sensible qu'on remarque dans les dissolutions alcooliques concentrées est due à la présence de la chlorophylle et d'une matière résineuse.

Le résidu sec obtenu par l'évaporation de la solution alcoolique est également soluble dans l'alcool à l'exception de la chlorophylle et de la résine ; la solution ainsi obtenue est jaune et donne par la dessication un résidu sec brun d'aspect vernissé et très-hygroscopique. Ce produit communique à l'eau la propriété de mousser comme une forte solution de savon pourrait le faire.

Si l'on chauffe la racine fraîche avec de l'eau pure on obtient une solution verte d'une odeur un peu vireuse rappelant celle des pommes de terre crues ; la réaction du liquide est légèrement acide.

Cette solution aqueuse traitée par les réactifs donne naissance aux phénomènes suivants :

Avec l'ammoniaque, elle ne donne pas de précipité. Avec le nitrate d'argent à froid pas de réaction ; à chaud on obtient un précipité noir dû à la réduction du nitrate d'argent.

Avec le chlorure de cuivre, pas de précipité; avec le chlorure de calcium précipité floconneux. avec le sous-acétate de plomb précipité blanc jaunâtre en partie soluble dans l'acide acétique, avec la solution d'iode, coloration bleue violacée. La solution de tannin ne détermine pas de réaction.

Lorsqu'on traite par l'eau la racine fraîche on obtient par l'évaporation de la solution un résidu sec représentant 3,7 0[0 du poids de la racine. Ce résidu est brun, d'une odeur rappelant un peu le caramel, il est très-déliquescent, un peu acide et amer; traité par l'alcool, il s'y dissout en grande partie laissant indissoute une matière grise pultacée formée vraisemblablement d'albumine devenue insoluble; en effet, par la calcination, elle donne des vapeurs ammoniacales.

L'huile de pétrole mise en contact avec la racine ne semble enlever à cette dernière qu'une faible quantité de matière résineuse.

L'eau ammoniacale enlève à la racine sèche environ 13 0[0 d'une matière visqueuse verdâtre se désséchant en plaques minces ayant des propriétés hygroscopiques prononcées.

La solution ammoniacale a une saveur amère et âcre, elle ne donne pas de précipité par l'alcool.

L'addition d'acide chlorhydrique étendu y détermine un précipité floconneux.

Avec le nitrate d'argent, on a un précipité jaune qui rougit et brunit à chaud.

Avec le chlorure de cuivre on a un précipité bleuâtre.

Avec le tannin un faible louche.

Avec l'iode, pas de réaction.

Avec le sulfate de zinc un précipité blanc.

Avec le chlorure de calcium un précipité gélatineux.

Avec l'eau de chaux, un précipité blanc.

Avec le sulfate ferrique un précipité couleur rouille insoluble dans l'alcool.

La racine d'ailante bouillie avec du lait de chaux donne une solution jaune alcaline, qui, filtrée et saturée par l'acide sulfurique, est concentrée et filtrée à plusieurs reprises, enfin agitée avec du noir animal, puis évaporée à siccité.

Le résidu, traité par l'alcool, donne un liquide très-amer ne cristallisant pas, donnant à l'eau la propriété de mousser par l'agitation et possédant les mêmes caractères que le liquide alcoolique obtenu par traitement direct. Une autre quantité de racine traitée par de l'eau contenant une faible quantité de potasse donne un liquide brun possédant les propriétés du liquide ammoniacal.

La racine épuisée par les solutions alcalines ne conserve plus sa saveur amère, le principe amer ayant été complètement dissous.

Nous avons traité une nouvelle quantité de racine par l'acide chlorhydrique étendu ; le liquide ainsi obtenu ne précipite pas par l'addition de l'alcool, l'ammoniaque y détermine un précipité floconneux probablement de phosphates terreux.

Au traitement chlorhydique a succédé un traitement ammoniacal ; le liquide alcalin obtenu après filtration donne un précipité gélatineux, par la saturation par les acides, ce même liquide donne avec le chlorure de calcium un précipité gélatineux ayant toutes les propriétés du pectate de chaud.

Désirant connaître les quantités de matières respectivement solubles dans les divers réactifs, nous avons traité une quantité déterminée d'écorce sèche et pulvérisée par l'alcool, l'éther, l'eau etc., et nous avons obtenu les nombres suivants. Cent parties d'écorce d'ailante contiennent :

Eau hygroscopique	13.5
Matière soluble dans l'éther	2.4
— — dans l'alcool	10.4
— — dans l'eau	4.0
— — dans l'eau ammoniacale.	4.6
— incrustante soluble dans la potasse et l'acide chlorydrique	3.2
Ligneux et cellulose	54.5
Cendres, matières minérales	9.2
	100.0

Les cendres sont d'un blanc grisâtre ; elles contiennent une petite quantité de chlorures et de carbonates alcalins ; elles sont formées, pour la plus grande partie, de carbonate de chaux précipitable de la solution chlorhydrique par l'ammoniaque. Les cendres contiennent en outre de silice.

Des faits que nous venons d'énoncer, il résulte : que la racine d'ailante contient de l'eau, des cendres, des matière albuminoïdes, de la cellulose, de l'acide pectique, de l'amidon, une petite quantité de dextrine, de la chlorophylle, des matière grasses et résineuses et enfin une matière acide douée d'une amertume extrême, très-hygroscopique, communiquant à l'eau la propriété de mousser par l'agitation et caractérisée surtout par son mode d'action sur le nitrate d'argent en présence des alcalis et principalement de l'ammoniaque ; des quantités infinitésimales de matière peuvent être décelées par la coloration rose passant au rouge brun que les solutions qui en contiennent prennent sous l'influence du réactif précité.

Nous avons essayé d'isoler le principe amer à l'éta de pureté ; pour cela, nous avons précipité une solution alcoolique de racine d'ailante par le sous-acétate de plomb, le précipité a été lavé à l'alcool, puis desséché ; il a été ensuite délayé dans l'alcool et décomposé avec précaution par l'acide sulfurique ; nous avons obtenu dans ces conditions un liquide jaunâtre ne différant guère de celui que nous avous eu en reprenant par l'eau l'extrait sec provenant du traitement par l'éther.

Il nous a été impossible d'obtenir jusqu'ici un produit net et cristallisable.

Quoi qu'il en soit de cette difficulté, le traitement par l'alcool nous paraît le plus simple pour enlever à la racine ses principes actifs. L'extrait alcoolique se conserve d'ailleurs.

Les solutions alcalines, principalement une solution ammoniacale étendue, enlèvent à la racine le principe amer, mais diverses substances étrangères pectiques, albuminoïdes, etc., se retrouvent dans l'extrait et nuisent à sa conservation.

L'emploi de l'alcool comme véhicule nous paraît donc le plus convenable.

L'éther donne bien une matière plus pure, à en juger

par sa couleur jaune clair et par son extrême amertume ; mais la quantité obtenue est très-faible et n'est due probablement qu'à la présence de l'eau dans l'éther.

Nous avons cherché si les caractères de l'acide amer de la racine d'ailante appartenaient à quelque acide déjà connu, et nous avons trouvé qu'il possède quelques points de ressemblance avec l'acide polygalique comme la propriété de faire mousser l'eau par l'agitation, la solubilité dans l'alcool en donnant un liquide qui, par l'évaporation, forme un résidu d'aspect vernissé ; la propriété acide et amère. Nous n'avons pas constaté de propriété sternutatoire dans les produits de l'ailante, cependant elle est très-caractérisée dans l'acide polygalique et la saponine (1).

Il y a donc quelques caractères communs, sans qu'il soit permis de conclure à l'identité complète. D'ailleurs, la réaction si caractéristique du nitrate d'argent invite à admettre l'existence d'un principe nouveau que nous nommerons l'acide ailantique.

Nous nous empressons d'ajouter que le but de ce travail est bien plutôt de donner un aperçu général des propriétés du corps examiné que d'en faire une étude complète conduisant à des résultats définitifs.

3° ACTION PHYSIOLOGIQUE.

Lorque par mes premiers essais cliniques j'eus acquis la certitude que l'action de l'ailante dans le traitement de de la dysentérie était incontestable, il me vint

(1) On sait que ces deux substances sont considérées comme identiques par quelques auteurs.

naturellement à l'esprit de l'expérimenter, au point de vue physiologique. Malheureusement, ni le temps ni les circonstances ne m'ont permis de varier ces expériences et les documents personnels que je pourrais fournir à cet égard, trop incomplets et trop peu rigoureux, ne présenteraient pas le degré de précision que la science est en droit d'exiger.

Aussi dois-je me borner, dans ce court chapitre, à relater simplement et brièvement les principaux résultats des observations et des expériences de plusieurs médecins qui ont écrit sur cette question.

Nous diviserons naturellement l'action de l'ailante sur l'organisme en : 1° effets locaux ; 2° effets généraux.

Effets locaux. — M. Réveil a singulièrement exagéré l'action de l'ailante sur la peau recouverte de son épiderme :

« Les propriétés irritantes de l'ailante étaient déjà connues, dit cet auteur, puisqu'on savait que les jardiniers qui élaguent ces arbres étaient atteints d'éruptions vésiculeuses et même pustuleuses aux mains et au visage, s'ils ne prenaient les précautions nécessaires pour se garantir de l'action d'une matière âcre et volatile qui se dégage quand on blesse ces arbres. » Le Dr Giraud, avec juste raison, n'est pas d'avis que cette action soit aussi prompte et aussi intense, et il n'admet « qu'avec réserve les vésicules et pustules produites par les seules émanations de l'arbre blessé. » Outre son observation personnelle il cite à l'appui de ses assertions l'expérience de M. Chabaud, jardinier botaniste à Saint-Mandrier (Toulon), qui n'a jamais observé que « fort peu de malaise et un peu de répugnance pour l'odeur désagréable de l'écorce blessée sur les hommes annuellement employés à tailler des ailantes. »

Quant à l'extrait éthéré de la plante, il paraît avoir une action bien plus violente et détermine, d'après O. Réveil, une vésication rapide.

Voici, d'après le Dr Giraud, quelle est son action sur la peau dépouillée de son épiderme :

« Application pendant vingt-quatre heures, sur le derme dénudé par un vésicatoire, de compresses imbibées de l'*infusé* et recouvertes d'une toile imperméable. Au renouvellement du pansement, les compresses étaient encore humides et avaient déterminé un peu de suppuration sur le vésicatoire. Mais de plus, sur la peau saine en contact avec les compresses, il s'était produit un assez grand nombre de petits soulèvements épidermiques bien limités sur leurs bords, entourés d'une très-petite auréole enflammée et remplis d'un fluide louche ayant tous les caractères du pus. »

Action locale sur l'intestin. M. Hétet a administré aux chiens de la poudre d'ailante et a observé chez ces animaux des coliques, un certain effet laxatif allant même parfois jusqu'à une purgation énergique. Le Dr Giraud se demande si ces effets ne seraient pas dus à l'action de la poudre dont la substance inerte chemine le long du tube digestif. Rapprochant une fois de plus l'action de l'ailante de celle de l'ipéca, et, d'après ce que l'on sait de ce dernier médicament, il est tenté d'admettre : « que les coliques et la purgation déterminées par l'ailante sont produites par le même mécanisme de l'action irritante locale et de l'excitation musculaire. »

2° *Effets généraux.* — Sous ce titre, nous avons également bien peu de choses à dire. Quelques expériences de M. Hétet, de MM. Robert et Vaffier, et enfin des observations de M. Giraud constituent tout ce qui est relatif à l'action générale de l'ailante,

Ce qui ressort encore de cette étude, c'est l'analogie plus ou moins accentuée de l'action de ce remède avec celle de l'ipéca. M. Dujardin-Beaumetz, du reste, paraît professer cette opinion, si l'on en juge parce qu'il a dit à le Société de thérapeutique dans la séance du 25 mars 1874.

Cette action se manifeste principalement sur deux espèces d'organes : sur le tube digestif et sur le système circulatoire.

«Si l'on mâche un fragment d'écorce d'ailante, on constate une saveur amère très-prononcée, et peu après on éprouve un malaise général, un sentiment de faiblesse croissante, des éblouissements, une sueur froide et des nausées ; en un mot les effets d'un hyposthénisant puissant comparables à ceux du tabac chez les fumeurs novices ou de la jusquiame. »

« Les principaux symptômes qui accompagnent l'administration de l'ailante sont les suivants : l'infusion est d'une amartume excessive, et son ingestion est presque toujours suivie de nausées et quelquefois même de vomissements. Une heure après, il y a une diminution notable dans le nombre des pulsations du pouls (dix pulsations de moins environ) ; cela dure près d'une demi-heure; puis, le pouls se relève et devient un peu plus fréquent qu'à l'état normal. Cet effet dépend-il de l'état nauséeux dans lequel l'emploi de ce médicament jette le malade? Je ne le pense pas. M. Vaffier, aide-médecin de la Belliqueuse, et moi, avons pris à jeun une dose d'ailante égale à celle que je donne à mes malades; nous n'avons éprouvé ni nausées, ni vomissements, et cependant le ralentissement du pouls a eu lieu.

« Quoi qu'il en soit du mode d'action de l'ailante, qu'il agisse comme un tonique amer, ou bien par une propriété vomitive analogue à celle de l'ipéca, il est certain que la disparition du sang dans les selles a lieu dès le premier jour, et devient complète après le second. Les coliques se suppriment un peu plus tard.

« L'action du médicament sur la couleur des selles est variable ; celle qu'il pourrait avoir sur l'état fébrile n'a pu être constatée, les malades soumis à mon observation n'ayant pas présenté de fièvre dans le cours de leur maladie » (Robert, *loc. cit.*).

M. Giraud, dans ses expériences, est arrivé à peu près aux mêmes conclusions que M. Robert. Il a observé, il est vrai, une élévation dans la température et dans le nombre des pulsations, mais il a soin d'ajouter que, pendant près d'une heure, il avait éprouvé des nausées et quelques vomissements; tandis que, lorsqu'il n'avait ingéré qu'une faible dose d'ailante, il a constaté, comme M. Robert, l'absence de nausées, et la même diminution du nombre des pulsations (Giraud, *loc. cit.*).

MODE DE PRÉPARATION ET D'EMPLOI. — DOSES.

On prend 60 à 80 grammes d'écorce fraîche de la racine d'ailante qu'on triture dans un mortier, en ajoutant de 2 à 5 cuillerées d'eau pendant l'opération. On exprime fortement à travers un linge; le liquide provenant de la racine ainsi trituré est le remède employé comme il suit.

Mode d'emploi. — Agitez le liquide avant d'administrer.

Dose : le matin a jeun, une cuillerée à café dans une tasse de thé léger. Répéter pendant trois jours la même dose.

Régime : lait exclusivement les premiers jours; peu à peu, on fera intervenir les fécules d'arrow-root, sagou en crème ou bouillie; panade, etc.....

On pourra continuer l'administration du remède pendant quatre ou cinq jours et plus si c'est nécessaire.

Quant au régime il devra, dans tous les cas, durer de dix à quinze jours.

On pourra au bout de ce temps, si le malade n'est pas guéri, recommencer le traitement comme il est indiqué ci-dessus.

D'après les expériences faites à bord de la Belliqueuse par M. Robert, on pourra, dans le cas où on n'aurait pas l'écorce fraîche, employer l'écorce sèche et les panades comme régime à défaut de lait. Les quantités de racine seront les mêmes, mais on comprend qu'il faille, avec l'écorce sèche, augmenter la proportion d'eau.

M. le Dr Robert a apporté quelques modifications dans la préparation et le mode d'administration que je lui avais transmis. Les résultats qu'il a obtenus n'en sont pas moins excellents et c'est là l'essentiel. Je m'en tiens cependant, jusqu'à présent, à la préparation à froid; M. de B..., mon premier malade, m'a dit, après sa guérison, que pendant le courant de sa maladie (novembre 1872), il avait à mon insu pris l'ailante en décoction, et qu'il n'en avait retiré aucun bénéfice.

Obs. I. — M. de B..., 28 ans, secrétaire d'ambassade, contracte en août 1872 la dysentérie après avoir fait un voyage à cheval à quelques lieues de Pékin par une pluie battante (3 août).

M. de B... avait déjà été atteint de dysentérie en Europe, quelques années auparavant ; accuse depuis lors une grande susceptibilité des voies intestinales.

Du mois d'août au mois de janvier 1873, les divers modes de traitement employés ne donnent que des améliorations passagères; au moment du traitement par l'ailante, le malade avait jusqu'à huit selles par jour, muco-sanguinolentes, débris d'épithélium, ténesme. Amaigrissement notable. Pas de fièvre.

Samedi 4 janvier 1873. — Une cuillerée à café d'ailante.

Régime : lait exclusivement.

Une selle le soir ayant quelque consistance, débris épithéliaux, rès-peu de sang. Pas de ténesme.

Dimanche 5. — Une cuillerée à café d'ailante. Même régime.

Le soir, une selle moulée, homogène, sans glaires. Très-peu de ang.

Lundi 6. — Une cuillerée à café du remède. Même régime.

Une selle vers les 2 heures de l'après-midi, dénotant une certaine endance à la constipation. Pas de sang.

Mardi 7. — Je cesse l'administration de l'ailante. Même régime. Pas de selles jusqu'au :

Vendredi 10. — 10 heures du matin, une selle complètement normale.

A compter de ce jour, même régime. Une selle normale en 24

heures. Il y a de la tendance à la constipation ; quelques laxatif légers, tels que huile de ricin 15 gr., lait manné, etc.

J'augmente le régime ; crêmes d'arrow-root, sagou, etc. Deux verres de vin généreux par jour.

En moins de quinze jours le malade est complètement guéri e reprend son régime habituel.

Les menaces de constipation qui sont survenues pendant quelques jours me donnent à penser que deux cuillerées du médicament auraient suffi peut-être dans ce cas.

On voit par cette observation que l'action de l'ailante se prolonge bien longtemps après l'administration. Mon malade a pris sa dernière cuillerée le lundi matin, et il n'a pas eu de selle du lundi soir au vendredi, c'est-à-dire de trois jours. Nous remarquons le samedi et jours suivants, la tendance à la constipation qui nous oblige à l'emploi des laxatifs. Pareille remarque pourra être faite dans plusieurs des observations qui vont suivre, et elle nous permettra de conclure que, même dans les cas où la diète lactée a été employée exclusivement comme régime, l'action de l'ailante est évidente, et a deux caractères propres que ne présente pas celle de la diète lactée comme traitement de la diarrhée chronique. Ces deux caractères sont la rapidité d'action et la constipation qui survient presque toujours en très-peu de ours.

On ne pense généralement pas que le lait agisse autrement que comme aliment complet et facilemènt assimilable, qui permet aux malades, atteints de diarrhée chronique, de se fortifier, et par conséquent d'offrir plus de résistance aux ravages que la maladie exerce sur l'organisme.

Obs. II. — Barbier, 29 ans, gendarme de l'escorte de la Légation. Arrive à Pékin le 3 août 1872, venant de Saïgon, où il a contracté la dysentérie dix mois auparavant ; cet homme est entré à l'hôpital de Saïgon en octobre 1871 pour diarrhée ; quelques jours après la dysentérie s'est manifestée.

Le séjour de cet homme à Pékin a un peu amendé sa maladie, qui a tous les caractères de la dysentérie chronique rebelle de Cochinchine. La maladie ne cède pas aux diverses médications employées. Voici l'état du malade à la veille du traitement par l'ailante :

Les selles, au nombre de 6 à 8 par jour, ne sont plus qu'une bouillie grisâtre (lavure de chair) mêlée à du pus et des débris de muqueuse ; quelquefois, à ce qui précède, s'ajoute une large tache de sang.

Les lavements au nitrate d'argent, variés comme dose et administrés avec toutes les précautions recommandées par les auteurs qui en ont vanté les effets (Delioux de Savignac), n'ont amené aucune modification notable dans l'état actuel. Au moment où 'emploie l'ailante, cet état dure depuis plus d'un an.

1er jour. — Une cuillerée à café d'ailante. Régime : lait.

Deux selles dans les vingt-quatre heures ; elles sont d'un jaune chrôme, consistance d'épinards, au milieu se trouvent deux scybales qui, écrasées, sont de couleur grise (ce gris ne peut mieux être comparé qu'à celui du liquide médicamenteux).

2e jour. — Une cuillerée à café d'ailante.

Même régime.

Deux selles identiques aux précédentes.

3e jour. — Même prescription. Même régime

Une selle moulée homogène.

Ne remarquant rien chez mon malade qui puisse contre-indiquer l'administration de l'ailante, je vais jusqu'à cinq cuillerées.

6e jour. — Je cesse l'ailante. Même régime.

Pas de selles.

7e jour. — Même régime.

Une selle à peu près normale, moins satisfaisante cependant que la précédente.

Il y a ainsi, du 7e au 12e jour, une, quelquefois deux selles par jour, les unes normales, d'autres renfermant un peu de sang.

12e jour. — Une cuillerée d'ailante, Régime lacté.

Deux selles normales.

13° jour. — Même prescription. Même régime.

Deux selles normales.

Je cesse le traitement ; au régime exclusif du lait succèdent les crêmes d'arrow-root, de sagou, etc., etc.

Le malade va de mieux en mieux. Une selle normale par jour. Il est aujourd'hui guéri.

Cette observation m'a engagé à ajouter au *mode d'emploi* la reprise du traitement au bout de quelques jours si les selles redevenaient mauvaises après avoir cessé la première administration.

Obs. III. — Le nommé Ritter, maître d'hôtel à la Légation d'Allemagne à Pékin, âgé de 27 ans, robuste, se présente le 15 août 1875 à la visite du Dr Bretschneider, médecin de la Légation de Russie, atteint de diarrhée aiguë datant de plusieurs jours; déjections liquides, 20 à 25 selles dans les vingt-quatre heures.

Mon collègue emploie inutilement divers traitements : opiacés, laxatifs, etc.

Vers le quinzième jour, les selles, jusqu'alors simplement diarrhéiques, présentent du sang et des débris d'épithélium. Coliques, ténesme, besoin constant d'aller à la garde-robe.

Les jours suivants, le malade ne rend que du sang glaireux, mucosités blanchâtres, débris de muqueuse. En même temps, la faiblesse augmente, fièvre intense ; le malade est au lit depuis plusieurs jours ; il ne prend pas d'aliments si ce n'est quelques cuillerées de riz au lait.

Dans cette situation, mon collègue me prie d'envoyer à son malade une préparation d'ailante.

C'est le 17° jour de la maladie qu'est prise la première cuillerée d'ailante. Elle est vomie. Douleurs très-fortes dans le rectum. L'état du malade est le même que la veille.

18° jour. — Nouvelle cuillerée prise dans du lait ; elle est tolérée. Dans la journée, douleurs abdominales suivies d'une selle gris verdâtre à peu près liquide. Diminution des épreintes douloureuses.

Régime : Riz au lait.

19° jour. — Une cuillerée d'ailante. Même régime.

Dans la journée, *une selle dure*.

20° jour. — Je cesse l'ailante. Même régime.

Pas de selles dans la journée. Le soir, je prescris 15 grammes d'huile de ricin.

A partir de ce moment une selle normale par jour

Le régime du riz au lait est maintenu pendant les jours suivants jusqu'au 17 septembre.

Vers cette époque, apparition d'un peu de sang dans les selles, mucosités. En même temps, coliques.

Nouvelle préparation d'ailante. A la 3e cuillerée, le malade a de nouveau une selle par jour de consistance normale, mais comme il reste un peu de sang, il prend la 4e cuillerée.

Le 30 septembre. Le malade va bien et la guérison peut être considérée comme définitive.

J'ai appris depuis qu'il n'avait pas eu de rechute.

Réflexions. — Les trois observations qui précèdent nous montrent l'action rapidement favorable de l'ailante dans trois formes différentes de dysentérie.

Sans doute dans aucun de ces cas, si ce n'est à un certain degré dans celui qui fait le sujet de la deuxième observation, il n'existait encore de lésion profonde de la muqueuse intestinale. Nous devons ajouter ici qu'à l'époque où nous avons observé, il n'y avait pas d'état épidémique, ce qui est, du reste, assez rare à Pékin. C'est donc, en réalité, plutôt à des dysentéries saisonnières que doivent être rapportés le premier et le troisième cas.

Chez ces trois malades, dont le premier était atteint de dysentérie subaiguë d'intensité moyenne, le deuxième de diarrhée chronique avec complication dysentérique à la fin, mais dont l'état général était assez satisfaisant, le troisième de dysentérie aiguë sporadique, l'influence du traitement se fit toujours sentir dès la deuxième prise d'ailante.

Le premier effet constaté est une diminution du nombre des selles ; mais en même temps que les évacuations deviennent moins fréquentes et moins abondantes, la nature des matières rejetées a subi de notables modifications. Au lieu d'être constituées par un liquide glaireux mélangé de sang caractéristique de la dysentérie dans ces régions, les selles, dès le deuxième jour, dans deux cas, ne renferment presque plus de sang, se présentent sous la forme d'une pâte dense, molle, homogène, et, de plus, fait important, elles sont expulsées sans ténesme.

Ce retour des sécrétions intestinales à leur état normal, sous l'influence du médicament, rappelle assez exactement ce qui se passe dans le même cas après l'administration de l'ipéca à la brésilienne.

M. Dujardin-Beaumetz a constaté un effet d'abord purgatif de l'ailante dans un cas de dysentérie légère, et il serait tenté d'assimiler toutes les phases de l'action à celles de l'ipéca administré suivant la méthode brésilienne. Son malade a eu de fortes nausées. Nous n'avons constaté les nausées qu'une seule fois. Quant à l'action purgative, si elle s'est produite chez mon second malade, elle a été de courte durée ; chez le premier et le troisième, elle n'a certainement pas eu lieu.

Nous ne croyons pas (sans nous permettre de rejeter cette opinion) qu'il y ait lieu d'invoquer ici une action locale directe sur toute l'étendue de la muqueuse intestinale. Il nous semble plus rationnel d'admettre que cette modification rapide des sécrétions est due à une action générale. Est-ce par action réflexe vaso-motrice, est-ce par absorption du principe acide-amer que révèle plus haut l'analyse faite par M. Billequin? Nous ne sommes pas en mesure de résoudre la question.

On ne peut certainement pas invoquer une influence du médicament sur la nutrition générale; car il suffit d'un petit nombre de doses pour amener la modification des selles dans l'espace de deux ou trois jours. Cependant, comme tous les amers, il serait assez vraisemblable qu'il jouisse de propriétés toniques, stomachiques, et favorise ainsi indirectement la nutrition.

Pourrait-on invoquer le mécanisme de l'état nauséeux, et, en ce cas, regarder la diminution des sécrétions intestinales comme résultant d'une sorte de balancement fonctionnel en vertu duquel la circulation devenant moins active dans la deuxième partie du tube digestif, l'hémorrhagie et l'hypercrinie intestinales seraient arrêtées?

Sans doute cette explication serait des plus plausibles, et nous n'hésiterions pas à l'admettre si le médicament avait la *propriété constante* de provoquer l'état nauséeux; mais il n'en est point toujours ainsi. D'après notre expérience personnelle, celle d'un certain nombre de nos collègues qui se sont soumis à l'administration à dose médicamenteuse de la macération d'ailante, il est rare de voir le vomissement survenir. Quant à l'état nauséeux si caractéristique qui suit l'ingestion de l'ipéca, par exemple, on ne le rencontre ici que tout à fait exceptionnellement. Nous n'ignorons pas néanmoins que, dans certains cas, des observateurs (Robert et Giraud) ont noté des nausées et le vomissement. Mais ce résultat doit être attribué surtout à des doses exagérées du médicament. Car, en le donnant d'après la formule indiquée par nous, les phénomènes nauséeux sont l'exception, surtout en se servant du thé ou du lait comme véhicule.

Il nous reste à nous demander si l'action de l'ailante ne s'adresserait pas directement à la sécrétion biliaire. Il est bien connu que dans les pays à température excessive constante (Cochinchine par exemple) et à un degré moindre dans les contrées où les écarts de température entre la saison chaude et froide sont très-considérables, comme Pékin, les diarrhées et les dysentéries aiguës sporadiques reconnaissent le plus souvent comme origine un trouble de la sécrétion biliaire. Pour l'Européen surtout, l'habitation de ces contrées entraîne, avec l'anémie, un état habituel de congestion du foie. Il en résulte, par conséquent, un accroissement d'activité de la fonction sécrétoire de la glande hépatique. Dans ces circonstances, des causes accidentelles, d'ordinaire inoffensives, exagèrent encore cette hypersécrétion ; on s'explique ainsi le caractère bilieux qu'offrent, *au début*, les diarrhées de ce genre. En pareil cas, la puissance médicamenteuse de l'ailante est des plus manifestes. C'est ce qui ressort des observations où la maladie a été prise au début ; aussi nous regardons comme très-vraisemblable ce mode d'action qui aurait pour résultat d'amoindrir et régulariser la sécrétion de la bile.

Mais les bons effets de l'ailante dans les cas chroniques, sans lésions trop profondes de la nutrition, sans cachexie, en un mot, semblent démontrer de plus qu'il y a une véritable sédation de la circulation intestinale ; d'où la diminution des sécrétions et la tendance à la constipation.

Ainsi se justifierait l'emploi et s'expliqueraient les résultats favorables obtenus dans les cas chroniques.

Comme tonique, il aiderait à relever les fonctions languissantes de la digestion.

Par son action hypocholique, acrinique et sédative de la circulation, il arriverait à modifier promptement le caractère des selles.

Nous nous expliquons ainsi la guérison du malade qui fait l'objet de la deuxième observation.

Du reste, dans les observations qui vont suivre, on verra que cette indication a été saisie par les médecins qui ont employé l'ailante contre la dysentérie aigue ou subaiguë et dans la diarrhée chronique de Cochinchine. On a eu à se louer de son administration dans les cas de rechute comme aussi contre les exacerbations dans le cours de ces maladies à l'état chronique.

Nous plaçons ici quelques cas empruntés au travail de M. le Dr Robert. C'est dans les mers de Chine, à bord de *la Belliqueuse*, dans le dernier semestre de l'année 1873, que ces essais ont été faits (1).

Obs. I. — Cazenave, Henri, 18 ans, gabier.

Diarrhée bilieuse. — 7 à 8 selles par jour (15 août).

Prend deux cuillerées à café de macération d'ailante.

Le lendemain n'accuse qu'une selle depuis la veille.

On continue le traitement pendant deux jours encore, le malade n'a plus qu'une selle moulée par vingt-quatre heures.

« La rapidité de la guérison, dit M. Robert, dans les cas de « l'espèce de celui-ci, pourrait faire croire à l'existence d'un petit « dérangement qui eût été guéri simplement par la diète sévère ; « mais l'action du médicament ayant été jusqu'à présent aussi « active dans les diarrhées chroniques que dans les cas aigus, je

(1) Robert. Archives de médecine navale, février 1874.

« me crois fondé à admettre pour l'aïlante une action médicatrice « puissante. »

Obs. II. — Elle porte sur un homme qui se présente à la visite du matin, ayant eu pendant la nuit 11 à 12 selles liquides et des coliques.

On prescrit deux cuillerées d'aïlante à prendre l'une le matin, l'autre le soir, et cela pendant quatre jours.

On cesse le quatrième jour.

Le malade a eu, pendant ce temps, une ou deux selles liquides ; le troisième jour il a une selle normale.

On augmente le régime des panades, on cesse le traitement.

Le malade est guéri dès le quatrième jour.

Voilà donc deux cas de diarrhée bilieuse aiguë, la première assez bénigne, la seconde plus grave. Dans les deux cas, on remarque que, dès la première cuillerée, l'action du médicament se fait sentir.

Je transcris ici en entier la troisième observation du travail de M. Robert : c'est un cas de diarrhée chronique avec exacerbations au moment où le malade se présente à la visite.

Obs. III. — Vella, 2e maître canonnier, 27 ans.

Ce second maître est atteint, depuis bientôt un an, d'une diarrhée pour laquelle il a été traité successivement à l'hôpital de Yokohama et à l'infirmerie du bord. Le bismuth associé au laudanum, le diascordium, la ratanhia ont été administrés les uns après les autres. Ces divers agents n'ont jamais amené qu'une guérison de courte durée ; mais comme le malade n'avait que deux ou trois selles liquides par vingt-quatre heures, il continuait à vaquer à ses obligations.

Aujourd'hui, 24 septembre, il se présente à la visite. Il a eu, la veille et l'avant-veille, huit à dix selles liquides par vingt-quatre heures, en même temps que des coliques très-vives.

Le 24 septembre. Le matin, prescription : diète, deux cuillerées à café d'aïlante. Le soir, à quatre heures, deux selles liquides peu abondantes ; le malade a eu des nausées qui ont persisté quatre heures après l'ingestion du médicament. Coliques assez vives.

Le 25. Au matin, deux selles liquides, plus de nausées. Même prescription. Les coliques ont disparu.

Au soir, deux selles, l'une presque normale.

Le 26. Au matin, une selle à peu près normale ; pas de coliques. Même prescription.

Ce matin, une heure après l'administration du médicament, le malade a été pris de nausées qui ont été suivies de vomissement.

A quatre heures du soir, une selle presque moulée ; les matières excrémentitielles sont colorées en rouge.

Le 27. Au matin, pas de selle.

Suspension du médicament, trois panades copieuses.

Le soir, une selle presque moulée ; pas de coliques, pas de nausées.

Le 28. Au matin, deux selles molles ; pas de coliques. Régime : quart.

Le 29. Une selle molle, pas de coliques.

Régime : quart de tout.

Le 30. Pas de selle. Régime : demie de tout.

Le 1er octobre. Une selle moulée.

Le malade reprend son service.

« Cette observation est une de celles qui démontrent le mieux l'efficacité de l'ailante, eu égard à l'ancienneté et à la gravité de l'affection » (1).

L'observation nº 4. Un cas de diarrhée chronique datant d'un an. Recrudescence au moment où le malade se présente à la visite. Le malade est guéri après trois jours d'administration de l'ailante. Il n'est pas dit qu'il ait eu des nausées.

Les observations suivantes (il y en douze) relatent des cas pouvant se rapporter comme type ou comme gravité à l'un des précédents. Dans tous les cas les malades ont été rapidement guéris et dans les cas chroniques où il y

(1) Robert. Loc. cit.

avait amaigrissement notable et perte d'appétit, on a vu l'état général s'améliorer promptement et l'appétit revenir presque immédiatement. Notons en passant que le malade dont il est question dans l'observation VI présentait les symptômes de la dysentérie aiguë et qu'il a été guéri du 9 au 14 octobre, c'est-à-dire en cinq jours.

Les malades faisant l'objet des observations 7 et 10 sont des diarrhéiques ayant eu autrefois la dysentérie.

Dans tous ces cas, à une ou deux exceptions près, M. Robert a toujours vu survenir les nausées et quelquefois des vomissements. Il faut dire qu'il administrait le médicament à des doses deux fois plus fortes que les miennes.

La diète complète au début et les panades ensuite constituent le régime constamment employé par ce médecin. On ne peut donc point faire intervenir ici la diète lactée comme ayant contribué aux résultats obtenus.

Si on compare ces résultats et les miens à ceux des médecins qui ont employé l'ailante à l'hôpital de St-Mandrier, on est frappé de la différence dans la rapidité et l'intensité de l'action médicatrice. Serait-ce que l'ailante d'Europe aurait perdu ou contiendrait en moins grande quantité certains principes ? Nous savons que la science enregistre de nombreux faits venant à l'appui de cette assertion que nous nous contentons de signaler sans vouloir lui donner plus d'importance. Voici deux observations prises à l'hôpital de St-Mandrier par les soins de mon ami, le Dr Catelan, médecin de 1re classe de la marine (emploi de l'ailante de France).

Obs. I. — Aubeneau, 22 ans, soldat d'infanterie de marine rentré par le transport le *Tarn*. — Douze mois de séjour à Saïgon, atteint de dysentérie aiguë il y a quatre mois.

Entre à l'hôpital le 4 septembre 1876 dans l'état suivant :

Anémie prononcée, perte des forces, quatre ou cinq selles par jour ; pas de fièvre, appétit ordinaire. N'a jamais eu de fièvre intermittente.

Est soumis à l'administration de l'ailante (une cuillerée à café chaque matin), diète lactée. Pas de nausées.

Dès le second jour, deux selles liquides seulement. Pas de traces de sang.

Au quatrième jour, deux selles moulées.

Au sixième jour, une selle par jour seulement.

On cesse l'administration de l'ailante, la guérison est définitive.

Envoyé en congé huit jours après.

Obs. II. — Coman, François, 22 ans, matelot, embarqué à bord de la *Revanche* (escadre d'évolution). Envoyé à l'hôpital de Saint-Maudries, le 11 septembre 1876, atteint de *diarrhée*.

Voici ses antécédents :

A été atteint, en 1875, de diarrhée de Cochinchine, gagnée à bord du transport de retour. A cette époque, envoyé à l'hôpital ; a été soumis au régime lacté pendant *cinq mois*. Sorti guéri ; embarqué à bord de la *Revanche*, il a été repris, il y a un mois et demi, dans le Levant, d'une diarrhée qui nécessite son rapatriement et son envoi à l'hôpital.

A l'entrée, selles nombreuses (10 par jour), décolorées, avec mucosités abondantes. Il prétend n'avoir jamais eu de sang dans ses selles.

Dès le 12, on commence le traitement par la macération d'ailante (une cuillerée). Trois selles liquides seulement dans les vingt-quatre heures.

Le 13. Trois selles de même nature. Diète lactée, une panade.

Le 14. Trois selles liquides.

Le 15. Deux selles plus consistantes.

Le 16. (Cinquième prise de la macération d'ailante.) Deux selles moulées.

Le 17. (Sixième prise.) Une selle normale.

Huit jours après, renvoyé en convalescence complètement guéri.

M. le Dr Giraud rapporte dans sa thèse 29 observations, dans lesquelles l'ailante a été employé contre des diarrhées et dysentéries contractées aux colonies ou sur des transports de retour. Tous ces malades, à peu près, ont guéri. Parmi eux se trouvent compris des cas de dysentérie subaiguë mais surtout de diarrhée chronique ayant succédé à des dysentéries aiguës. Nous devons faire remarquer toutefois que la plupart des malades soumis à cette médication n'étaient pas arrivés à cette période de cachexie extrême où tous les moyens sont généralement impuissants. Il ressort de l'ensemble des observations de ce médecin que l'ailante (de provenance française) administré suivant notre méthode n'a pas eu des résultats immédiats aussi évidents que dans les cas observés par M. Robert et nous en Chine. Cependant, MM. Giraud et Catelan employaient l'écorce fraîche recueillie dans le jardin botanique de St-Mandrier.

Il semblerait d'après cela que l'écorce de racine d'ailante de France jouit d'une activité moindre que celle dont nous nous sommes servis M. Robert et moi en Chine. Il conviendrait dès lors, comme a été conduit à le faire M. Catelan dans les deux cas cités plus haut, de continuer pendant plusieurs jours l'administration du remède et, au besoin, d'en augmenter la dose journalière.

Si nous avons attaché tant d'importance à l'étude de ce nouvel agent thérapeutique, c'est qu'il y a un intérêt véritable, au cas où des observations ultérieures viendraient en confirmer l'efficacité contre la diarrhée et la dysentérie des pays chauds, à mettre à la disposition des médecins un médicament peu coûteux et facile à se procurer en tous lieux.

Paris. — A. Parent, imprimeur de la Faculté de Médecine, rue M.-le-Prince, 29-31.

www.ingramcontent.com/pod-product-compliance
Ingram Content Group UK Ltd.
Pitfield, Milton Keynes, MK11 3LW, UK
UKHW021122230726
13926UKWH00002B/604

9 782019 250126